AF475357

Dr Charles AZAÏS

Le Lipome du Pied

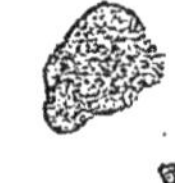

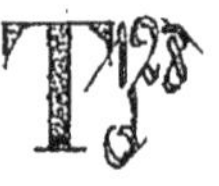

MONTPELLIER
GUSTAVE FIRMIN ET MONTAN

LE LIPOME
DU PIED

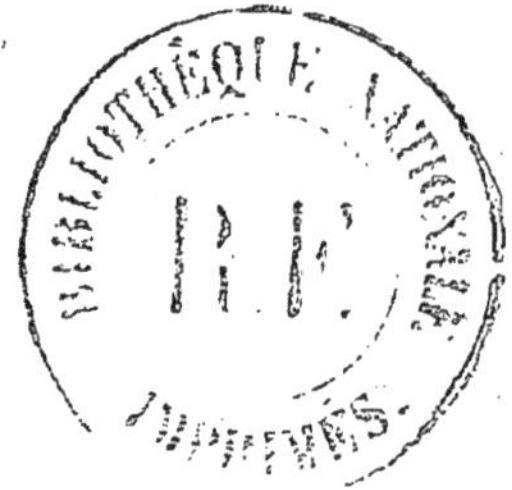

PAR

Charles AZAÏS
DOCTEUR EN MÉDECINE

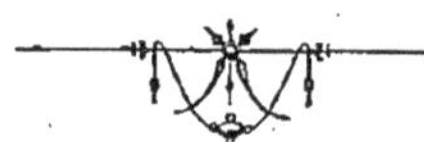

MONTPELLIER
IMPRIMERIE GUSTAVE FIRMIN ET MONTANE
RUE FERDINAND-FABRE ET QUAI DU VERDANSON
1900

A ma Mère et à mon Père

Faible hommage de reconnaissance.

A ma tante CAROLINE

Témoignage de grande affection.

A mes sœurs MARIE et JOSÉPHINE

A ma Belle-Sœur

A mon frère CASIMIR

A la Mémoire de mon frère JOSEPH

A mes nièces GABRIELLE et MARIE-ROSE

CH. AZAÏS.

A la mémoire de tous mes Grands-Parents

A la mémoire de mon oncle Casimir **AZAÏS**

MÉDECIN PRINCIPAL DE PREMIÈRE CLASSE

A la mémoire de mon cousin A. BOURDEL

PROFESSEUR-AGRÉGÉ A LA FACULTÉ DE MÉDECINE DE MONTPELLIER

Meis et Amicis

CH. AZAÏS.

A mon Président de Thèse

M. le professeur FORGUE

A M. le professeur GRANEL

A M. le professeur-agrégé MOURET

A tous mes Maîtres de la Faculté

CH. AZAÏS.

INTRODUCTION

Une observation, que nous devons à la bienveillance de M. le professeur Forgue, sert de base à ce modeste travail, dont le seul intérêt réside dans l'extrême, et nous osons même dire paradoxale, rareté des lipomes au niveau du pied. Nos recherches bibliographiques ne nous ont pas permis, en effet, de trouver dans la littérature médicale plus d'une dizaine de cas du même genre, alors que le lipome est une tumeur très commune, surtout dans les régions, disent les classiques, soumises à des pressions et à des frottements répétés. Les épaules, la nuque, le dos, la face antérieure des genoux, en sont un siège de prédilection : il s'agit de lipomes acquis, encore appelés, à cause de l'origine mécanique évidente, lipomes professionnels ; ils n'ont rien de congénital, se développent chez des adultes et n'ont pas de connexions profondes ni d'attaches avec le squelette.

Or, cette variété de lipomes, les traités de chirurgie et nos rapides recherches le démontrent, est exceptionnelle au niveau des pieds et des mains : il faut donc admettre que les pressions et les frottements répétés ne déterminent de lipomes que dans les régions qui ne sont pas destinées à subir des traumatismes ; sans cela, le pied et la main seraient déformés par une néoformation adipeuse chez la majorité des individus, ces deux organes étant le plus comprimés et le plus brutalisés.

On peut donc déjà soupçonner que les lipomes rencontrés au pied ou à la main trouvent dans une néoformation congénitale la raison de leur origine et de leur développement. Le fait que nous rapportons, recueilli dans le service de M. le professeur Forgue, en est une preuve intéressante : la tumeur, observée chez un enfant, encapsulée, adhérait au périoste du premier métatarsien et, en se développant parallèlement au squelette du pied, avait excavé les deux premiers métatarsiens pour se loger entre eux et s'étaler ensuite sur la face dorsale de l'organe et dans la plante.

De ce modeste travail, nous pensons donc pouvoir conclure que les lipomes rencontrés dans les régions faites pour servir de point d'appui ou subir des pressions ont presque toujours une origine congénitale.

Nous avons adopté le plan classique :

Après avoir défini le lipome, nous rappellerons en quelques mots, dans le premier chapitre, les notions étiologiques que l'on connaît sur ce genre de tumeurs ;

Le deuxième chapitre sera consacré à l'étude de l'anatomie pathologique des lipomes ;

Dans le troisième, nous ferons leur étude clinique ;

Dans le quatrième, le diagnostic ;

Le cinquième sera consacré au traitement ;

Et dans le sixième, enfin, nous rapporterons l'intéressante observation qui sert de base à notre thèse ; nous ferons aussi connaître en quelques mots les autres cas de lipomes du pied.

Nous exposerons ensuite nos conclusions.

Il nous était difficile d'écrire sur un sujet aussi exigu un chapitre original. Nous avons dû nous borner à répéter ce que l'on sait au point de vue clinique et anatomique sur le lipome. Nous eussions pu faire, sur un sujet parfaitement étudié déjà, un travail plus long : nous avons préféré nous borner à donner une observation clinique, que sa rareté justifie de mettre en relief.

Avant d'aborder notre sujet, qu'il nous soit permis de remercier tous nos maîtres de la Faculté.

M. le professeur Forgue a bien voulu accepter la présidence de cette thèse, nous le remercions de l'honneur qu'il nous fait.

Nous lui devons aussi toute notre reconnaissance pour les fruits que nous avons retirés de ses leçons et de ses enseignements. Il nous a appris à guérir et à consoler. Au lit de nos malades, nous nous efforcerons de remplir ce double rôle.

Que M. le professeur Granel veuille bien accepter l'expression de toute notre reconnaissance pour l'intérêt et la bienveillance qu'il nous a toujours témoignés.

M. le professeur Mouret nous a prodigué ses enseignements ; c'est pour nous un devoir bien doux de lui offrir ce faible témoignage de gratitude.

M. le professeur Rauzier a droit aussi à toute notre reconnaissance. Nous quitterons la Faculté, emportant de ses intéressantes et si instructives consultations cliniques le meilleur souvenir ; nous lui devons beaucoup et sommes heureux de lui offrir ici tous nos remerciements.

Notre ami, le docteur Jeanbrau, chef de clinique chirurgicale, dont l'obligeance est connue de tous, a bien voulu s'intéresser à nous durant l'élaboration de notre travail ; nous lui offrons nos remerciements, et, souhaitons de lui prouver un jour notre reconnaissance.

Enfin, nous n'oublierons pas que c'est à nos parents que

nous devons d'être ce que nous sommes. Nous les remercions des sacrifices qu'ils se sont imposés pour nous, et, si la dette d'amour et de reconnaissance contractée à leur égard est insolvable, nous sommes du moins heureux de pouvoir leur témoigner ici notre gratitude.

LE LIPOME
DU PIED

DÉFINITION

Les lipomes sont des tumeurs constituées par du tissu adipeux de nouvelle formation.

Il est évident que nous ne comprendrons pas, sous le nom de lipome, une foule de tumeurs dans lesquelles le tissu adipeux peut exister en assez grande abondance : Les carcinomes du sein, les kystes dermoïdes, les tératomes, les angiomes lipogènes, sont autant de tumeurs de genres fort différents, qui toutes peuvent renfermer de la graisse, sans qu'on puisse, pour cela, les ranger dans la classe des lipomes.

Le tissu adipeux qui se développe quelquefois en quantité prodigieuse chez les gens obèses n'a également rien de commun avec les tumeurs que nous étudions. Ces amas de tissu graisseux, tout en prenant quelquefois l'apparence de véritables tumeurs, n'en ont pas les caractères de persistance ; ils suivent les modifications de l'état général du sujet qui en est porteur : « Les lipomes, au contraire, dit Delbet, ont une vitalité propre. Ils ne maigrissent pas avec le porteur. »

CHAPITRE PREMIER

ETIOLOGIE ET PATHOGÉNIE

Les lipomes du pied sont fort rares, puisque nous ne trouvons guère plus d'une dizaine de cas qui aient été publiés.

Ici, comme dans le reste du corps, nous trouvons les lipomes acquis et les lipomes congénitaux.

Les premiers, si l'on s'en rapporte à ce que nous apprennent la plupart des auteurs, ont une origine nettement traumatique. Les frottements, les petits traumatismes répétés en sont, d'après eux, le plus souvent la cause : Verneuil a noté la fréquence du lipome de la nuque chez les forts de la Halle ; celle du lipome sacro-lombaire chez les porteurs de bandages herniaires. Lardier raconte qu'il a vu souvent des lipomes sus-claviculaires chez des meuniers, qui portent habituellement des sacs de farine sur l'épaule; chez les religieuses, qui passent de longues heures à genoux, on a observé souvent des lipomes autour de la tubérosité antérieure du tibia. Or, si l'on admet que les lipomes ont une origine inflammatoire, comme tous ces faits semblent le prouver, il est bien difficile d'expliquer la rareté de ces tumeurs au pied. Il n'y a pas, en effet, dans tout l'organisme, exception faite pour la main, où la même tumeur est d'ailleurs presque aussi rare, de région plus exposée que le pied aux chocs et aux pressions.

Quelques auteurs ont accordé à l'hérédité une certaine influence dans la production de ces tumeurs, et Reclus rapporte le cas d'un lipomateux issu d'un père, d'une mère et d'un grand-père lipomateux; chez le sujet dont nous rapportons l'observation, l'hérédité ne peut avoir joué aucun rôle, puisque notre malade ne présentait rien dans ses antécédents héréditaires qui nous permît de penser à cette cause.

Parmi les lipomes congénitaux, nous en trouvons qui siègent dans le tissu cellulaire sous-cutané; ce sont ceux que Delbet rapproche des angiomes, car, pour lui, le tissu lipomateux se développe fréquemment dans les angiomes.

D'autres lipomes congénitaux sont en rapport avec des malformations de la colonne vertébrale : dans les spina bifida, on a vu le lipome occuper la partie saillante de la tumeur formée par le sac méningé, ou bien s'enfoncer, au contraire, entre les deux lèvres de la solution de continuité de deux arcs vertébraux. Enfin, nous trouvons encore des lipomes congénitaux à siège profond, et c'est alors sous l'épicrâne ou le périoste que ces tumeurs prennent naissance. Il est probable que notre cas n'était qu'un exemple de cette dernière variété de lipomes congénitaux : la tumeur, ayant pris naissance dans le périoste des deux premiers métatarsiens, n'est devenue apparente qu'à l'âge de six ans, au moment où elle a eu acquis un développement suffisant.

CHAPITRE II

ANATOMIE PATHOLOGIQUE

Caractères macroscopiques. — Les lipomes peuvent être circonscrits ou diffus. Ces derniers ne nous retiendront pas longtemps : en effet, leurs caractères macroscopiques, comme leurs caractères microscopiques, sont à peu près les mêmes que ceux des lipomes circonscrits, dont ils ne diffèrent guère que par leur aspect extérieur.

Ces néoplasmes forment des tumeurs diffuses, pâteuses, peu saillantes et sans limites bien précises. Un de leurs caractères les plus importants est leur peu de mobilité : ces tumeurs, en effet, au fur et à mesure qu'elles augmentent de volume, envoient des prolongements vers la profondeur, dans les divers insterstices musculaires, et acquièrent ainsi une immobilité que n'ont pas généralement les lipomes circonscrits.

Ceux-ci forment des tumeurs saillantes à forme arrondie et à limites très nettes. Le caractère le plus frappant des lipomes, celui qui saute aux yeux dès qu'on se trouve en présence d'une de ces tumeurs, est certainement leur lobulation.

Ce signe, qui ne manque jamais, est dû aux cloisons fibreuses qui, traversant la tumeur, viennent s'insérer à la face profonde du derme et produire ainsi ces sillons qui, presque toujours, rendent cette lobulation très apparente.

Leur consistance est très variable : si le lipome est constitué par du tissu graisseux pur, on a une tumeur molle, pâteuse, et il n'est pas rare même d'en trouver de nettement fluctuantes. Si, au contraire, au milieu de ce tissu graisseux, il existe du tissu fibreux, nous aurons des tumeurs plus ou moins dures, suivant que ce tissu fibreux sera en plus ou moins grande abondance.

Le néoplasme enlevé par M. le professeur Forgue était un lipome pur, avec prédominance de tissu fibreux en quelques points. Cette structure nous explique pourquoi la tumeur qui, dans son ensemble, présentait une consistance molle, pâteuse, était, en certains points, presque fluctuante. Ces points fluctuants correspondaient évidemment à des parties de la tumeur à peu près dépourvues de tissu fibreux.

Rien n'est moins fixe que le volume des lipomes : il en est de très petits ; il en est, au contraire, qui acquièrent des dimensions énormes. On en a signalé un qui avait atteint le poids énorme de 63 livres. Comme ces tumeurs augmentent généralement d'une façon lente et progressive, leur volume dépend le plus souvent de l'époque plus ou moins tardive à laquelle le malade s'est décidé à l'opération.

Chez notre malade, la tumeur, qui, lors de son apparition, était très petite, atteignit en dix mois le volume d'une orange ; elle aurait probablement augmenté encore si le sujet n'avait été opéré.

Au point de vue de leur siège, les lipomes peuvent être superficiels ou profonds : les superficiels sont de beaucoup les plus nombreux ; on observe, en effet, ces tumeurs dans les régions abondamment pourvues de graisse ; rien d'étonnant, dès lors, de les voir prendre très souvent naissance dans le tissu cellulaire sous-cutané, qui renferme toujours du tissu adipeux. Ces lipomes sous-cutanés, qu'on a rencontrés à peu près dans toutes les régions, affectionnent cependant certaines parties du corps : le cou, l'épaule, la région mammaire, la région lombaire, la région sacrée, sont certainement les endroits où on les rencontre le plus souvent.

Les lipomes profonds se développent un peu partout et il n'est guère de parties du corps où on ne les ait signalés. Ces tumeurs profondes émettent des prolongements qui, se portant, en général, vers les points où la résistance est moindre, peuvent se mettre en rapport avec des organes importants. Ainsi, dans les lipomes de la paroi thoracique, il n'est pas rare de voir une partie de la tumeur s'insinuer entre les espaces intercostaux et arriver jusque sous la plèvre. On comprend facilement que, par suite de ces rapports profonds, l'ablation de ces tumeurs présente souvent de réelles difficultés. Chez notre malade, lorsqu'on pressait la plante du pied, on voyait la tumeur dorsale se soulever et augmenter légèrement de volume ; il était donc permis de penser que la tumeur poussait un prolongement dans la plante. L'opération confirma pleinement ce diagnostic : lorsqu'on eut enlevé, en effet, la partie dorsale du néoplasme, on vit, dans le fond de l'espace interosseux, apparaître des lobules graisseux qui semblaient se continuer avec un prolongement plantaire. Après avoir fait une incision plantaire antéro-postérieure de quatre centimètres, M. le professeur Forgue, écartant les muscles avec la sonde cannelée, enleva, en plusieurs fragments une masse graisseuse, sous-jacente aux tendons fléchisseurs.

Les lipomes des muscles sont rares ; on en a observé dans le demi-membraneux, le couturier, le grand pectoral. M. Reclus rapporte même un cas dans lequel deux de ces néoplasmes s'étaient développés dans les deux biceps en des points tout à fait symétriques.

Les lipomes prennent encore naissance sous le périoste ; c'est même peut-être là le siège le plus fréquent des lipomes congénitaux ; c'est surtout dans l'épicrâne qu'on les observe, mais on en a trouvé aussi au niveau des membres. Walther a publié un cas de lipome sous-périostique du tibia, et le malade dont nous rapportons plus loin l'observation fournit un très bel exemple de ces lipomes sous-périostiques congénitaux. Il n'est pas rare de voir ces tumeurs pénétrer même dans l'os ; chez notre sujet, le néoplasme avait creusé les deux premiers métatarsiens, agrandissant ainsi l'espace interosseux. Les deux premiers métatarsiens étaient fortement excavés. Le corps du second était réduit à une lame mince, aplatie transversalement, de trois à quatre millimètres d'épaisseur.

Enfin, il existe aussi des cas de lipomes intra-osseux : ces tumeurs, qui sont, il est vrai, excessivement rares, sont traversées par des lamelles osseuses au lieu d'être parcourues par des cloisons de tissu fibreux.

Nous ne nous étendrons pas sur les lipomes qui se développent dans le tissu cellulaire sous-péritonéal : ces néoplasmes, qui ne sont généralement opérés que fort tard, lorsqu'ils ont atteint un volume considérable, sont difficiles à extirper. Il est même rare que la tumeur puisse être enlevée en totalité et on observe des récidives.

Signalons, en passant, les rapports intéressants qu'ont ces lipomes sous-péritonéaux avec les hernies ; on sait, en effet, qu'il n'est pas rare, surtout dans les hernies crurales, de trouver le sac doublé d'une épaisse couche de graisse formant une véritable tumeur. Dans la hernie elle-même, on peut trouver des lipomes épiploïques, et, dans le service de clinique chirurgicale, nous avons vu opérer, par M. le professeur Forgue, deux malades chez lesquels l'épiploon hypertrophié formait une véritable tumeur. Ce sont là des lipomes d'origine irritative qui deviennent parfois une cause d'irréductibilité.

Caractères microscopiques. — La structure du lipome ne diffère de celle du tissu adipeux que par le volume plus considérable des cellules adipeuses. Ces cellules, en se groupant, forment les lobules, qui se réunissent eux-mêmes pour donner naissance à des lobes séparés entre eux par des cloisons de tissu conjonctif lâche. Dans ces cloisons fibreuses, cheminent les vaisseaux qui viennent alimenter la tumeur : les vaisseaux vont ensuite former un réseau dont les mailles entourent les cellules adipeuses.

La cellule adipeuse, le faisceau conjonctif et l'élément vasculaire, trois éléments qui prennent part à la constitution de tout lipome, ne sont cependant pas agencés d'une façon toujours identique. L'architecture générale de ces néoplasmes présente des modifications qui les font diviser en deux grandes variétés : les lipomes purs et les lipomes fibreux.

Lipomes purs. — Ce sont ceux dans lesquels les lobules de tissu adipeux ne sont séparés les uns des autres que par de minces lames de tissu conjonctif : comme nous l'avons déjà dit, ces tumeurs, qui ne renferment qu'une très petite quantité de tissu fibreux, sont généralement molles, presque fluctuantes.

Lipomes fibreux. — Dans ces néoplasmes, au contraire, les cloisons qui séparent les lobules sont très épaisses ; les lobules graisseux sont plus ou moins réduits de volume et on trouve tous les intermédiaires entre le lipome fibromateux et le fibrome pur. C'est dans cette variété que les tumeurs sont le plus nettement lobulées.

Dans la pièce enlevée par M. le professeur Forgue, ces deux variétés étaient réunies : la tumeur, en effet, qui, dans la plus grande partie de son étendue, présentait la consistance molle des lipomes purs, était en quelques points presque complètement fibreuse ; ces points où prédominait le tissu fibreux présentaient une consistance beaucoup plus ferme.

Nous ne saurions passer sous silence deux autres variétés : les lipomes osseux et les lipomes érectiles. Les premiers ont été décrits par Cornil et Ranvier, qui avaient observé une de ces tumeurs dans le corps du fémur. « Le stroma de la tumeur, au lieu d'être formé, comme dans les autres lipomes par du tissu fibreux, était constitué par des travées osseuses. »

Les lipomes érectiles, bien étudiés par Delbet dans son *Traité de Chirurgie*, sont des formes dans lesquelles la vascularisation est exagérée. Tantôt ces néoplasmes se vascularisent à la suite d'une inflammation ; tantôt ces tumeurs ainsi vascularisées ne sont que des angiomes lipomateux.

Altérations et transformations nutritives. — Les lipomes peuvent, à la longue, subir diverses altérations nutritives. Il en est qui s'infiltrent d'une quantité de sérosité suffisante pour mériter le nom de lipomes gélatiniformes: d'autres deviennent le siège d'une véritable calcification.

A la suite de frottements répétés, on peut voir se développer à l'intérieur de la tumeur une véritable bourse séreuse ; ce sont ceux-là que Chassaignac appelle « les lipomes creux de la nuque. »

C'est, en effet, en cette région qu'on trouve le plus souvent ces tumeurs creuses. Enfin, les lipomes peuvent, à la suite de certaines irritations, s'enflammer, suppurer, subir une véritable gangrène, et il n'est pas rare alors de voir la tumeur en partie éliminée.

Pour terminer, disons que Broca a montré que, parmi les faits de transformation maligne signalés autrefois, il n'y en avait aucun d'authentique, et tous les auteurs, sur ce point, sont, aujourd'hui, de son avis.

CHAPITRE III

ÉTUDE CLINIQUE

Le lipome est, en général, unique chez le même sujet et, sur ce point du moins, le malade qui fait l'objet de notre travail ne présentait rien d'anormal, puisque la tumeur du pied était unique ; nulle part, sur son corps, on ne découvrait trace d'autre néoplasie. Beaucoup d'auteurs, cependant, rapportent des observations où plusieurs de ces tumeurs existaient chez le même individu. Parmi tous les exemples de lipomes multiples cités jusqu'à ce jour, aucun n'est assurément plus curieux que celui rapporté par Broca : cet auteur raconte, en effet, avoir observé un individu chez lequel ces tumeurs atteignaient le nombre prodigieux de 2080. Lorsqu'on connaît ces faits, on ne s'étonne plus qu'on ait parlé d'une diathèse lipomateuse. Ces tumeurs multiples se développent le plus souvent simultanément, mais il est des cas où elles apparaissent les unes après les autres : c'est là une particularité fort importante à connaître, car ces apparitions successives pourraient faire penser à une généralisation, et l'on croirait être en présence d'une tumeur maligne, alors qu'il ne s'agit que de néoplasmes essentiellement bénins.

L'accroissement des lipomes se fait avec lenteur et

d'une façon régulière ; mais il existe de nombreuses exceptions. On a vu des lipomes congénitaux prendre en très peu de temps un volume considérable. C'est là un fait que M. Lannelongue a bien mis en lumière, et avec juste raison, car cet accroissement rapide, qui survient généralement dans les premiers mois de la vie, pourrait faire penser qu'il s'agit d'une tumeur maligne.

Dans d'autres cas, le développement procède par véritables saccades. Certaines tumeurs, après avoir acquis un certain volume, restent stationnaires ; mais le plus souvent elles continuent à grossir et arrivent même, par leur volume, à devenir très gênantes :

Tout le monde connaît la curieuse observation de Maunoir : il s'agissait d'un lipome de la nuque qui mesurait un mètre de circonférence. Le malade était obligé de le porter dans une petite hotte. Gensoul rapporte une observation aussi intéressante : c'est un malade porteur de plusieurs lipomes, dont l'un, développé dans la région sacrée, avait pris des proportions colossales. Il retombait jusqu'au jarret et était si lourd que le malade, entraîné par son poids, faisait de fréquentes chutes en arrière.

A son entrée à l'hôpital, notre sujet raconta que la tumeur, extirpée une première fois par un médecin, avait reparu quelque temps après et avait, d'une façon assez rapide, acquis le volume d'une grosse orange. « Depuis un an, disait-il, elle n'a pas augmenté de volume. » La tumeur semblait donc devoir rester stationnaire.

Tous les symptômes accusés par les malades se résument généralement en cette gêne occasionnée par le volume du néoplasme. Le lipome est, en effet, une tumeur indolente et ce n'est guère, le plus souvent, que lorsque la peau recouvrant la tumeur s'enflamme que le sujet ressent un peu de douleur.

Le malade dont nous rapportons l'observation n'était nullement gêné dans la marche par sa néoplasie : il portait une chaussure spéciale qui couvrait la tumeur sans la comprimer.

Les lipomes douloureux sont exceptionnels, mais ils existent ; certaines tumeurs, en effet, se trouvant en rapport avec des filets nerveux, déterminent des douleurs qui s'irradient au loin. Delbet rapporte le cas d'un lipome de l'épaule qui produisait des phénomènes douloureux assez intenses pour rendre le malade qui en était porteur incapable de tout travail.

Ces néoplasies deviennent parfois le siège de phénomènes inflammatoires, et on les voit alors assez souvent suppurer ou bien se sphacéler et s'éliminer. Mais ces destructions, d'origine inflammatoire, ne sont ordinairement que partielles et l'état général du sujet n'en est que très peu influencé.

Le lipome est donc une tumeur à pronostic essentiellement bénin. La plupart des auteurs sont unanimes à ne pas admettre la transformation d'un lipome en cancer. Quénu, dit à ce sujet : « Les faits présentés comme tels ont été incomplètement étudiés ou sont susceptibles d'une autre interprétattion. Il faut savoir, par exemple, qu'il est possible de prendre pour un lipome diffus certains sarcomes ou myxomes atteints de dégénérescence graisseuse ».

CHAPITRE IV

DIAGNOSTIC

Le plus souvent, les lipomes sont très facilement diagnostiqués : lorsqu'on se trouve en présence d'une tumeur sous-cutanée, mobile, indolente, lobulée, lorsque, surtout, cette tumeur existe depuis plusieurs années, il est évident que le clinicien le moins expérimenté peut affirmer l'existence d'un lipome.

La tumeur que notre malade portait sur le pied, tout en n'étant pas, à sa partie profonde, aussi mobilisable que le sont les lipomes en général, à cause du prolongement que le néoplasme poussait dans la plante, présentait au grand complet tous les autres signes, et le diagnostic n'offait aucune difficulté.

Mais tous ces symptômes ne se rencontrent pas toujours ainsi au grand complet ; la tumeur peut être profonde, la mobilité peut faire complètement défaut, le néoplasme peut donner lieu à des phénomènes douloureux, et, enfin, le caractère le plus important, « la lobulation », peut n'être pas très apparent ou même, dans des cas, à la vérité très rares, manquer tout à fait ; lorsqu'ainsi plusieurs de ces signes font défaut, on peut éprouver de réelles difficultés pour reconnaître un lipome ; il est même des cas où le diagnostic doit rester en suspens.

Le plus souvent, pourtant, si le faisceau de signes n'est pas au complet, il en existera quelques-uns d'assez nets pour faire reconnaître cette tumeur. Dans l'immense majorité des cas, la lobulation ne fera pas défaut, et, si elle n'est pas très apparente, si elle ne saute pas aux yeux, on peut facilement la mettre en évidence ; il faut, pour cela, saisir la tumeur à sa base et la soulever de manière à tendre fortement la peau qui la recouvre. On voit alors se creuser des sillons entre lesquels les lobules apparaissent très nettement.

Cherche-t-on ensuite les connexions de la tumeur avec les tissus voisins ?... On constate, le plus souvent, qu'elle est indépendante à sa partie profonde et qu'alors on la mobilise très facilement.

Delbet, dans son *Traité de chirurgie*, signale encore avec raison l'erreur faite par certains chirurgiens qui, en présence de lipomes de la main ou du pied ont pu prendre ces tumeurs pour des kystes synoviaux : on ne doit pas oublier, en effet, que les lipomes peuvent être quelquefois nettement fluctuants. Pour la même raison, on peut hésiter parfois entre un angiome et un lipome : on sait, en effet, qu'entre l'angiome simple et le lipome, il y a tous les intermédiaires et l'angiome lipomatode peut quelquefois présenter les mêmes caractères que le lipome. Il est vrai que, dans ces cas, une erreur ne présente pas beaucoup d'inconvénients, puisque ces deux affections sont justiciables du même traitement.

Lorsqu'on se trouve en présence d'un de ces lipomes purs, où le tissu fibreux manque presque complètement, où la lobulation est mal accusée, on a alors une tumeur dont la mollesse va jusqu'à la fluctuation, fluctuation qui est presque impossible à distinguer de celle des collections liquides. Broca a signalé un moyen qui, dans ces cas difficiles, peut rendre de réels services : « Lorsqu'on prend soin, dit-il, d'interposer le bord cubital de la main sur la partie médiane de la tumeur, la fluctuation ne se transmet pas d'une moitié à l'autre dans les lipomes ; elle se transmet, au contraire, s'il s'agit d'un kyste. »

Enfin, Quénu indique aussi deux signes qui, dans ces différents cas où le diagnostic est hésitant, peuvent être fort utiles : « Lorsque le lipome est pur et suffisamment saillant pour que l'exploration soit possible, on arrive assez facilement à constater de la transparence comme s'il s'agissait d'un kyste. En appliquant de la glace ou tout autre réfrigérant à la surface de la tumeur, on peut, s'il s'agit d'une tumeur graisseuse, la coaguler et déterminer des modifications de consistance caractéristiques. »

Nous ne trouvons rien de mieux, pour donner une idée des difficultés que peut présenter le diagnostic de certains lipomes, que de rappeler l'anecdote classique de Lisfranc. Ce chirurgien présenta un jour, à l'Académie, une tumeur revêtue de son sac cutané, en priant ses collègues de vouloir bien, après l'avoir examinée, palpée, lui donner leur sentiment sur sa nature. Personne n'hésita à en faire une tumeur liquide, alors qu'il s'agissait cependant d'un lipome.

Quand on se trouve en présence d'un lipome siégeant au niveau de la ligne blanche, on ne doit pas oublier qu'il y a souvent une hernie sous-jacente au lipome ; l'intervention, en effet, pourrait avoir de funestes conséquences si l'on ne pensait à cette éventualité. Les lipomes de la région crurale donnent lieu, eux aussi à la même remarque.

Nous ne dirons qu'un mot, en terminant, des lipomes viscéraux, dont le diagnostic est le plus souvent impossible ; c'est, presque toujours, le bistouri à la main qu'on reconnaît ces tumeurs.

CHAPITRE V

TRAITEMENT

Le traitement ne va pas nous retenir longtemps : tous les auteurs, en effet, sont aujourd'hui unanimes à pratiquer l'extirpation par le bistouri. Lorsque le malade est anesthésié, on incise directement d'avant en arrière, en ayant bien soin que l'incision n'intéresse que la peau ; on n'a ensuite qu'à énucléer la tumeur.

Si le néoplasme est volumineux et que la peau distendue par cette masse soit amincie, on a tout avantage à enlever une partie du tégument ; on termine l'opération en réunissant la plaie par première intention. Si, toutefois, l'extirpation de la tumeur laissait une cavité assez grande pour rendre l'affrontement des surfaces impossible, il est évident que le drainage serait alors indiqué.

Chez notre malade, après avoir circonscrit une tranche de peau sur la tumeur, on disséqua sur tout son pourtour, et comme le néoplasme adhérait au périoste des deux premiers métatarsiens, on dut sectionner ce pédicule périostique pour enlever la tumeur d'un bloc ; puis, pour enlever le prolongement plantaire, il fallut pratiquer une incision plantaire antéro-postérieure de quatre centimètres.

La cavité laissée par la tumeur fut ensuite bourrée de gaze iodoformée et les deux incisions, dorsale et plantaire, suturées au crin de Florence.

Les anciennes méthodes de broiement et de discision sont complètement tombées en désuétude : le procédé de Gensoul lui-même est aujourd'hui oublié ; il consiste à passer à la base de la tumeur et en dessous d'elle un bistouri à longue lame, puis retournant le tranchant vers la surface, on incise d'un coup la tumeur et la peau ; il ne reste plus alors qu'à faire, avec les doigts, l'énucléation de la tumeur. Ce procédé si brillant n'offre pas de grands avantages sur celui qu'on emploie aujourd'hui : il a même en moins la grande simplicité.

Quel que soit le mode opératoire employé, on n'a jamais de récidive à craindre si le néoplasme a été énucléé en totalité.

Chez notre sujet, il est vrai, la tumeur avait été enlevée une première fois par un médecin et était reparue quelque temps après, mais il est probable que, si lors de la première opération quelque partie du néoplasme n'était restée dans la plaie, la récidive eût été évitée.

OBSERVATIONS

Observation Première

(Prise à la clinique chirurgicale de M. le professeur Forgue)

Paul P..., onze ans et demi, entre, le 13 mai 1899, à l'Hôpital Suburbain, salle Delpech, pour une tumeur du pied droit.

Cet enfant, sans antécédents héréditaires ni personnels, a vu se former spontanément, vers l'âge de six ans, sur le dos de son pied droit, une petite tumeur indolore, qui a grossi lentement, sans provoquer la moindre gêne fonctionnelle et sans s'ulcérer. Elle atteignit en dix mois le volume d'une petite orange, développée tout entière sur le dos du pied. Un médecin, consulté, extirpa la tumeur, mais elle reparut quelque temps après et parvint, il y a un an, aux dimensions qu'elle a maintenant, avec tous les caractères de la lésion primitive.

A l'examen, cet enfant est bien constitué, lymphatique, sans stigmates de rachitisme, de syphilis héréditaire ni de tuberculose.

Il porte sur le pied droit une tumeur occupant la face dorsale, ayant le volume d'une orange de grosseur moyenne, débordant le bord interne de deux travers de doigt, atteignant la tête des métatarsiens en avant, le troisième métatarsien en dehors. Cette tumeur a une consistance molle, pâteuse, en certains points presque fluctuante ; elle est indolente à la pression et ne gêne en rien les mouvements du pied ni des orteils. En palpant attentivement, il semble qu'elle pousse un prolongement dans la plante, car, en pressant sur celle-ci, la tumeur dorsale se soulève et augmente légèrement de volume.

L'enfant n'est nullement gêné dans la marche par cette néoplasie ; il porte une chaussure spéciale, qui la recouvre sans la comprimer.

Diagnostic : lipome du pied, récidivé après ablation incomplète, avec un prolongement plantaire.

Opération, le 16 mai. — Chloroforme. Tube d'Esmarch sur la jambe. Une incision circonscrit une tranche de peau sur la tumeur, que l'on dissèque sur tout son pourtour : elle a l'aspect et la lobulation d'un lipome. Elle s'enfonce dans le premier espace interosseux et adhère au périoste des deux premiers métatarsiens. On sectionne ce pédicule périostique et on enlève la tumeur d'un bloc. Le premier espace interosseux apparaît agrandi, ayant deux centimètres de largeur environ à sa partie moyenne : le premier et le second métatarsien sont fortement excavés.

Le corps du second métatarsien est réduit à une lame mince, aplatie transversalement, de trois ou quatre millimètres d'épaisseur. Dans le fond de l'espace interosseux apparaissent des lobules graisseux qui semblent se continuer avec un prolongement plantaire. Incision plantaire antéro-postérieure de quatre centimètres ; on écarte les muscles avec la sonde cannelée, et on enlève, en plusieurs fragments, une masse graisseuse, sous-jacente aux tendons fléchisseurs. On bourre la cavité, ainsi formée, de gaze iodoformée. Suture au crin des deux incisions dorsale et plantaire. Réunion par première intention après érythème iodoformique.

La pièce est un lipome pur, avec prédominance de tissu fibreux en quelques points.

Observation II

(de Vogt)

Il s'agissait d'une tuméfaction volumineuse, remplissant toute la concavité de la voûte plantaire, depuis la tête des métatarsiens, jusqu'au calcanéum. La tumeur avait débuté à l'âge d'un an. C'était un lipome pur, partout entouré d'une membrane limitante. Le malade guérit à la suite de l'extirpation.

Observation III

(de Gay)

Cet auteur observa sur un enfant de 7 mois une tumeur congénitale de la plante du pied, dont l'ablation fut suivie de récidive. La tumeur ayant atteint le volume d'une orange, l'amputation fut pratiquée.

Il s'agissait d'un lipome renfermant un peu plus de tissu connectif que d'habitude.

Observation IV

(de Larrey)

Il s'agissait d'une femme de 50 ans portant au niveau de la gaine des péroniers latéraux une tumeur volumineuse. L'extirpation du néoplasme fut pratiquée par Larrey. C'était un fibro-lipome de la gaine des péroniers latéraux.

Observation V

(de Péan)

Péan, sur une femme de 51 ans, observa des tumeurs mobiles, de la grosseur d'une noisette, arrondies, globuleuses. Ces tumeurs étaient réductibles par une forte compression.

L'extirpation montra que le lipome se prolongeait au-dessus de l'aponévrose plantaire, qu'il fallut diviser pour énucléer sa partie profonde. Un mois après l'opération, la malade était complètement guérie.

Observation VI

(de Demons)

Chez une femme de 57 ans, Demons (de Bordeaux) observa, sur le bord interne du pied, une tumeur dont l'apparition remontait à une quinzaine d'années. L'ablation de la tumeur fut pratiquée et montra qu'il s'agissait d'un lipome. La guérison fut rapide.

Observation VII

(de Dolhoff)

Chez un enfant de 11 ans, Dolhoff fit l'amputation de la jambe pour une tumeur du pied, élastique, insensible, lobulée, qui, par son volume, rendait la marche impossible. L'examen montra qu'il s'agissait d'un lipome. Les tendons n'étant pas compris dans la tumeur, l'ablation n'en était pas impossible et l'amputation ne semble guère justifiée.

CONCLUSIONS

Les lipomes du pied sont extrêmement rares. Nous n'en avons trouvé qu'une dizaine d'observations publiées.

L'observation nouvelle, due à M. le professeur Forgue, est un cas type de lipome circonscrit, à début sous-périostique, par conséquent d'origine congénitale.

Le lipome a ses caractères habituels de bénignité au niveau du pied.

Le diagnostic est le plus souvent facile, mais l'examen histologique et, par conséquent, l'excision, est toujours nécessaire pour savoir s'il ne s'agit pas d'un myxo-lipome ou d'un lipo-sarcome. Le pronostic doit donc être réservé.

Le seul traitement est l'extirpation complète, facilitée par une longue incision cutanée.

BIBLIOGRAPHIE

DUPLAY et RECLUS. — *Traité de chirurgie,* tome VIII, Tumeurs du pied. — Kirmisson.

LE DENTU et DELBET. Tome I, article *Lipome.*

DECHAMBRE. — *Dictionnaire de médecine et de chirurgie pratiques,* article *Pied.*

JEANBRAU. — Extrait du *Nouveau Montpellier-Médical,* tome X, 1900.

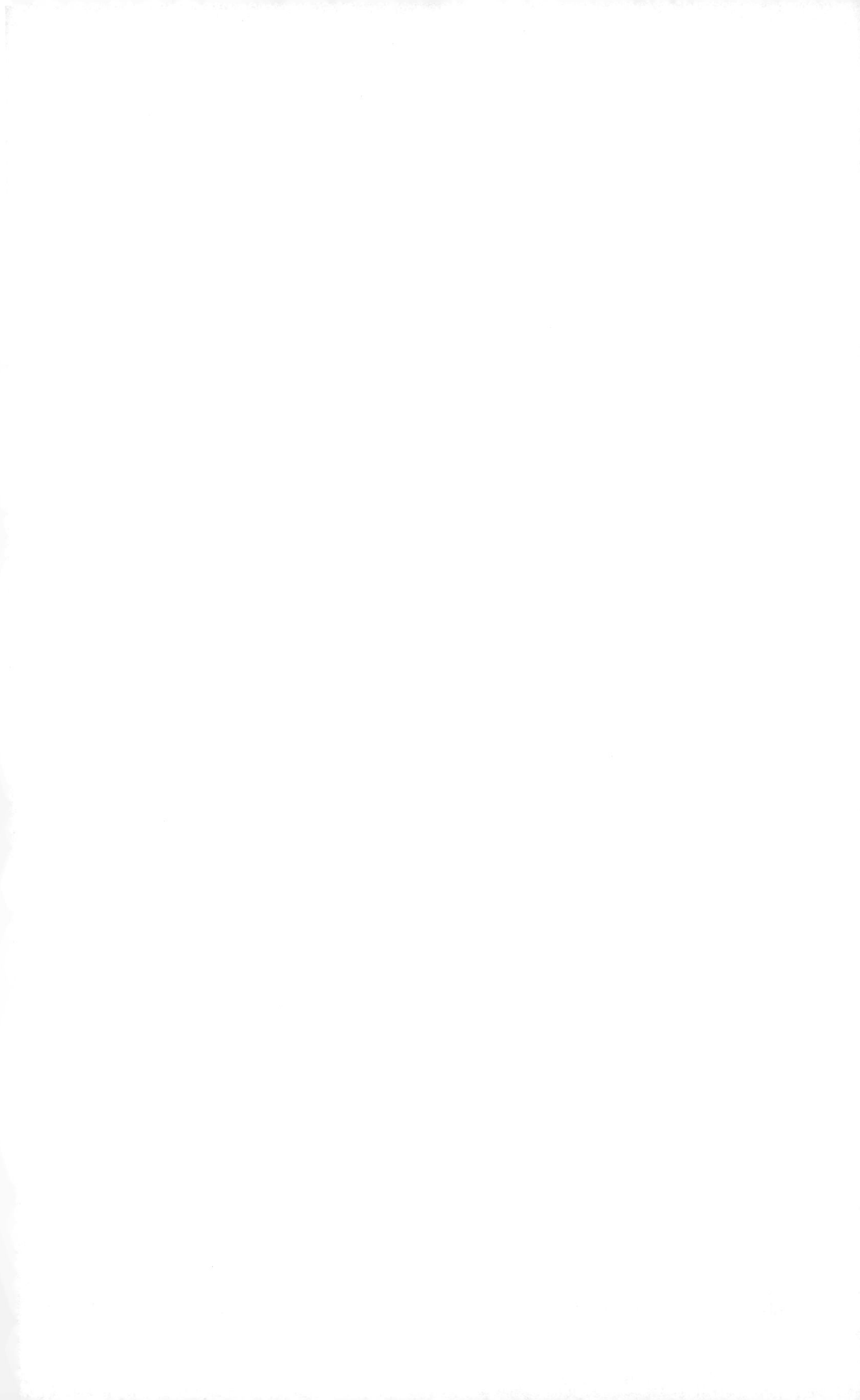

www.ingramcontent.com/pod-product-compliance
Ingram Content Group UK Ltd.
Pitfield, Milton Keynes, MK11 3LW, UK
UKHW021025200726
13857UKWH00004B/1601

9 782012 857971